DE

L'INTERVENTION CHIRURGICALE

DANS LE TRAITEMENT DU

TÉTANOS TRAUMATIQUE

PAR

LE Dʳ J. LAURENT

DE BUXY (SAÔNE-ET-LOIRE).

> Si l'on peut se promettre un jour la
> guérison de cette cruelle maladie, il sem-
> ble que ce ne pourra être que par l'em-
> ploi méthodique des moyens dont l'in-
> fluence est opposée à celle des causes qui
> l'ont déterminée.
> DUPUYTREN, *Clin. chir.*, p. 206.

PARIS

A. PARENT, IMPRIMEUR DE LA FACULTÉ DE MÉDECINE,

31, RUE MONSIEUR-LE-PRINCE, 31.

—

1870

DE

L'INTERVENTION CHIRURGICALE

DANS LE TRAITEMENT

DU TÉTANOS TRAUMATIQUE

DE

L'INTERVENTION CHIRURGICALE

DANS LE TRAITEMENT DU

TÉTANOS TRAUMATIQUE

PAR

LE Dr J. LAURENT

DE BUXY (SAÔNE-ET-LOIRE).

> Si l'on peut se promettre un jour la
> guérison de cette cruelle maladie, il sem-
> ble que ce ne pourra être que par l'em-
> ploi méthodique des moyens dont l'in-
> fluence est opposée à celle des causes qui
> l'ont déterminée.
> DUPUYTREN, *Clin. chir.*, p. 206.

PARIS

IMPRIMERIE DE A. PARENT

IMPRIMEUR DE LA FACULTÉ DE MÉDECINE

31, rue Monsieur-le-Prince, 31

1870

DE L'INTERVENTION CHIRURGICALE

DANS LE TRAITEMENT

DU TÉTANOS TRAUMATIQUE

OBJET DE CETTE ÉTUDE. — PLAN.

Nous n'avons point pour but de trancher une question aussi délicate que celle de l'intervention chirurgicale dans le traitement du tétanos traumatique.

Pour conclure avec assurance, pour faire triompher ou repousser les opinions différentes des chirurgiens les plus connus, il faudrait des études plus approfondies, une expérience plus grande, une longue pratique dans une position qui nous eût permis de nous trouver nombre de fois en face d'une maladie si souvent funeste, malgré la quantité prodigieuse de remèdes employés pour la combattre.

Notre seule intention est d'amasser ici un certain nombre de connaissances sur le sujet, et de fournir ainsi quelques recherches toutes faites, à celui qui, ayant eu souvent des tétaniques à traiter, comme un chirurgien militaire, un médecin des régions intertropicales, voudrait, dans un travail qui aurait alors une portée beaucoup plus grande que le nôtre, rechercher avec soin quelle est la valeur des moyens chirurgicaux proposés contre cette terrible maladie.

Après un court aperçu historique sur la question, nous chercherons à poser les bases du traitement local dans le tétanos, puis nous ferons l'étude des moyens chirurgicaux que l'on peut utiliser dans le traitement de cette affection.

Nous terminerons par un tableau dans lequel nous réunirons les observations qui se rapportent à notre sujet.

1870. — Laurent. 1

CHAPITRE PREMIER.

HISTORIQUE.

§ 1.

Si l'on jette un coup d'œil sur les médications employées contre le tétanos traumatique dès les temps les plus réculés, on voit les médecins s'adresser à la maladie elle-même par des médicaments internes et externes, et s'occuper en même temps de l'affection locale, malgré le peu d'importance que l'on aurait pu, dans le principe, être tenté de lui accorder.

A l'époque où vivait Aretée, on regardait le tétanos consécutif aux plaies comme la plus grave de toutes les maladies (n° 1, page 272). Aussi, quand il parle de la cure du tétanos traumatique, recommande-t-il de porter, avant tout autre traitement, son attention au pansement et à la curation de la blessure; en conséquence, dit-il, on aura recours aux embrocations, aux cataplasmes et à tout ce qui est propre à entretenir un pus abondant : car pendant le tétanos les ulcères se dessèchent.

Avec de telles idées, les médecins auraient dû se livrer activement à la recherche de moyens plus puissants, afin de les opposer à cet état local dont il fallait *avant tout* annihiler les effets si pernicieux. Il n'en fut rien : pendant très-longtemps on se borna aux applications topiques sur la plaie, et il faut arriver au dix-huitième siècle pour voir apparaître des procédés nouveaux.

A cet égard la thérapeutique de la science médicale fut peut-être devancée par la pratique des gens les plus ignorants dans l'art de guérir.

Les Indiens de Surinam, Pará, Maranahão, Gocar, Rio-Negro, Mattagrare, au dire du Dr Saulnier de Pierrelevée (n° 20, 1845), distinguent le tétanos en spontané et traumatique; dans ce dernier cas ils cautérisent la plaie avec un caillou rougi au feu et proportionné à la grandeur et à la forme de la lésion. Puis ils facilitent la chute de l'eschare à l'aide d'applications émollientes.

Quoi qu'il en soit, nous trouvons dans l'ouvrage de Trnka, 1777 (nº 2, page 452), un chapitre spécial destiné au traitement de la blessure. Il se borne, dit-il, à indiquer les pratiques auxquelles on a recours le plus souvent :

1º Application de baume péruvien et d'huile de térébenthine ;

2º Examen de la plaie dans le but de rechercher si un nerf n'aurait pas été compris dans une ligature, afin de l'en dégager ;

3º Section entière des nerfs et tendons incomplétement divisés ;

4º L'amputation du membre blessé :

A ce sujet, il donne d'assez longs détails, et trois observations d'amputation, dont la plus ancienne remonte à 1749.

Il est vrai de le dire, ces amputations ne portèrent que sur des doigts ; mais, dans un autre passage (page 374) on trouve une observation dans laquelle Delaroche avait proposé l'amputation du bras ; elle fut repoussée par le père de la malade ; mais celle-ci guérit néanmoins.

Plus tard Valentin (nº 3) conseillait d'inciser les plaies contuses et de cautériser au fer rouge les blessures par instruments piquants ; il préconisait aussi l'amputation. Il l'a pratiquée une fois pour un tétanos consécutif à une plaie de la main et rapporte deux autres observations analogues ; dans l'une d'elles le Dr J. Barker, de Portland, fit l'ablation du gros orteil fortement contusionné.

La section d'un nerf comme moyen curatif du tétanos paraît avoir été employée pour la première fois en 1797, par Hicks, de Baldock, qui la recommandait aussi contre l'hydrophobie.

Larrey, le premier, parut bien comprendre le rôle important de la plaie, non-seulement dans l'apparition ; mais encore dans la ténacité des spasmes tétaniques, malgré l'action de tous les médicaments.

Aussi ne se contente-t-il pas de mettre lui-même en pratique tous les moyens déjà connus pour combattre l'influence facheuse de la lésion traumatique, mais il en étend l'usage et précise les cas où l'on doit les employer (nᵒˢ 4 et 5).

Il veut qu'on dégage le nérf pris dans une ligature d'artère et indique un procédé opératoire pour y parvenir ; il préconise la cautérisation profonde à l'aide du cautère actuel pour combattre le pincement du nerf dû au développement des vaisseaux ambiants, ou bien à des adhérences cicatricielles. Ce moyen, dit-il, vanté par les médecins de l'antiquité, a produit des effets merveilleux.

Les débridements et les incisions devront être faits le plus tôt possible ; ils comprendront les cordons nerveux et toutes les portions membraneuses lésées.

Quant à la question de l'amputation, il la pose ainsi : *Si dans le tétanos déterminé par une blessure qui lèse une partie des extrémités, sans que cette blessure soit assez grave pour nécessiter par elle-même l'amputation, ne vaudrait-il pas mieux emporter par cette opération l'extrémité au moment où les accidents se déclarent que d'attendre des ressources de la nature et de remèdes très-incertains la guérison qui a lieu si rarement ?*

Longtemps avant Larrey, on avait proposé et pratiqué l'amputation dans le cas particulier qui nous occupe ; mais, le premier, il a posé nettement la question. Il la résolut par l'affirmative. Une telle conclusion devait soulever contre lui bien des contradicteurs, comme Sabatier (nᵒ 6), Dupuytren (nᵒ 7), Boyer (nᵒ 14, t. I). A l'étranger Samuel Cooper (nᵒ 8), Astley Cooper, Leagh et Rust, finirent par repousser complétement l'amputation.

Plus tard Bérard (nᵒ 9), Sédillot (nᵒ 10), Nétalon (nᵒ 11), Follin (nᵒ 12), et avec eux la plupart des chirurgiens contemporains se déclarèrent également contre cette opération.

Cependant certains auteurs en restreignent l'application aux seuls cas où elle aurait été complétement inévitable sans la complication du tétanos (nᵒ 21). Néanmoins plusieurs faits restèrent acquis à la science : des esquilles, des corps étrangers irritant un nerf, furent regardés, dans certains cas, comme la cause principale de la terminaison si rapidement funeste de la maladie. C'est du moins ce que Dupuytren chercha à mettre en évidence, d'où son précepte (n° 7) :

« Extraire les corps étrangers qui peuvent avoir été laissés dans la plaie ; la débarrasser des esquilles, réséquer les pointes osseuses qui s'enfoncent dans les chairs et les irritent ; » et, dit-il, « faute de s'y être conformé soit par inattention, soit par impossibilité, on s'expose à voir les accidents s'aggraver et se terminer d'une manière fâcheuse, malgré l'emploi des traitements intérieurs les mieux combinés. »

Mais comme on peut se trouver dans l'impossibilité de mettre la blessure dans les conditions que demande le célèbre chirurgien de l'Hôtel-Dieu, et cela se rencontre beaucoup plus souvent qu'il ne semble le croire, ne peut-on pas en conclure que ce traitement, très-rationnel du reste, est insuffisant pour supprimer dans tous les cas l'influence de la blessure ? Aussi, pour cette raison, ne devait on pas abandonner les questions de l'amputation et de la section des nerfs.

En 1836, Curling Blizard (n° 13, 15), avait ramassé onze cas d'amputations faites dans le cours du tétanos, et dont sept avaient été suivies de guérison.

A coté du mémoire de Curling, nous devons placer celui de Sigism.-Friederich (n° 16), dans lequel, toutes les questions de l'intervention chirurgicale dans le traitement du tétanos sont examinées avec assez de détails.

Plus tard Colles (n° 17), chercha à montrer l'existence d'une distinction entre les accidents tétaniques et certains spasmes consécutifs aux traumatismes.

Cette distinction est réelle ; mais on est tombé dans l'erreur en annonçant (n° 12) que les moyens chirurgicaux échouaient contre les premiers et réussissaient au contraire dans les cas où l'on avait affaire aux seconds, et qu'il y avait là un caractère distinctif entre ces deux sortes d'accidents.

La science, toutefois, continua à s'enrichir de nouvelles observations dans lesquelles on a uni aux médications internes et externes, différents procédés chirurgicaux, dans le but d'intercepter la communication entre l'extrémité periphérique du nerf sensitif lésé et le centre nerveux d'où dérivent les spasmes. Mais c'est à peu près exclusivement dans les feuilles étrangères, les anglaises surtout, qu'il faut les chercher : car, en France, la question de l'intervention chirurgicale semblait depuis longtemps jugée d'une manière définitive. Aujourd'hui cependant elle paraît avoir repris chez nous assez d'intérêt (nᵒˢ 27, 32, 28, 34) pour devenir l'objet d'une révision complète.

§ II.

Tous les moyens dont nous avons parlé jusque-là ont été institués dans le seul but de répondre à l'indication causale du tétanos, mais on a aussi essayé de combattre cette affection, soit en dirigeant ses efforts contre un symptôme sur lequel l'attention de l'observateur s'était fixée d'une manière trop exclusive, soit en cherchant à obtenir une dérivation.

C'est ainsi que le Dʳ Physick, de Philadelphie regardant le tétanos comme une affection spasmodique, laquelle entraînerait la mort par occlusion de la glotte et asphyxie consécutive, proposa la trachéotomie.

D'après Lawrie (nᵒ 18) le Dʳ Buchanan fut le premier qui recommanda de faire cette opération au début des accidents tétaniques et sans avoir égard à la dyspnée.

Il rapporte l'observation 50 de son tableau dans laquelle la trachéotomie a été pratiquée par Buchanan. Lawrie (obs. 47 de son tableau) fit aussi cette opération ; mais, dit-il, les accidents présentèrent trop d'acuité.

Le Dʳ Hunter ouvrit la larynx dans un autre cas qui s'était présenté à l'hôpital de Glascow. Les symptômes étaient très-aigus : la respiration et la déglutition étaient très-difficiles, l'opération n'agit que comme un palliatif, car la mort arriva trente-six heures après.

Sans nier la possibilité de l'indication de la trachéotomie pendant le cours du tétanos, on ne saurait l'ériger en principe. Dans tous les cas elle ne pourrait servir qu'à combattre la dyspnée (nᵒ 51, 1854, vol. I, p. 435), si elle tenait uniquement à un obstacle à l'entrée de l'air situé au niveau de la glotte ou au-dessus. Cette réserve faite, on peut regarder la trachéotomie, dans le but de rémédier aux accidents tétaniques, comme une opération aussi irrationnelle que le serait l'introduction d'une sonde œsophagienne, si la déglutition n'était pas entravée.

On a aussi cherché à agir directement sur les muscles contracturés. Le Dr Funch (n° 22) a vu cesser comme par enchantement le trismus et les spasmes des muscles de la région antérieure du cou, en enfonçant dans l'un et l'autre masséter une aiguille à acupuncture.

D'autres fois on a pratiqué, au niveau des spasmes, des cautérisations plus ou moins étendues à l'aide du fer rouge.

Beaucoup de médecins cherchèrent à obtenir une dérivation par des ventouses, des cautérisations, des vésicatoires appliqués le long de la colonne vertébrale.

Ces moyens sont loin, du reste, d'être irrationnels ; mais il serait difficile de trouver une excuse quelconque à cette pratique mise en usage chez certains habitants de l'Australie (n 23).

Elle consiste à introduire un conducteur en bois dans le canal de l'urèthre, afin d'y produire de l'irritation et un écoulement de sang. Si l'on n'arrive pas ainsi à faire diminuer les spasmes, on pratique une incision au périnée pour aller chercher par cette ouverture un fil attaché à l'extrémité du conducteur et l'amener au dehors. Il en résulte une espèce de séton. Mais ce n'est pas tout. Les accidents n'ont-ils pas cessé ; alors on agit sur les extrémités du fil par des tractions répétées de manière à le faire glisser suivant sa longueur, afin de produire un écoulement de sang considérable. Puis on répète les séances de tractions de temps en temps. Le Dr Martinet a vu employer cette méthode pour un tétanos consécutif à une blessure de la région iliaque. On pourrait regarder ce qui précède comme une véritable fable, (n° 16, page 63), si cette opération n'avait été pratiquée à Berlin même, dans un service de clinique, sous les yeux de près de cent personnes.

Nous avons cru devoir mentionner ici ces diverses méthodes de traitement sur lesquelles nous n'avons pas l'intention de revenir ; car les unes ont très-peu de rapport avec notre sujet, et les autres ne méritent d'être connues que pour être réprouvées et pour montrer jusqu'où peut aller l'égarement de l'esprit humain, quand il se trouve en face d'accidents si difficiles à arrêter.

CHAPITRE II.

CONSIDÉRATIONS GÉNÉRALES SUR LA PATHOGÉNIE DU TÉTANOS AU POINT DE VUE DE L'INTERVENTION CHIRURGICALE DANS SON TRAITEMENT.

§ I.

Avant de rechercher par quels moyens le chirurgien pourra remédier à l'état local, quand il se trouvera en présence d'un cas de tétanos traumatique, il sera peut-être utile d'entrer dans quelques considérations sur le mode de développement de cette affection.

Notre intention n'est pas de passer en revue toutes les questions assurément très-intéressantes de la pathogénie du tétanos; nous chercherons au contraire à éliminer tout ce qui ne se rapporte pas d'une manière directe à l'étude de notre sujet.

Dans le tétanos, qu'elle qu'en soit du reste la cause, la moelle épinière, outre les lésions anatomiques décrites par les auteurs, subit une altération fonctionnelle d'où dérivent les spasmes et que personne ne peut mettre en doute. On a cherché à préciser d'avantage en disant que cette altération consistait en une exagération du pouvoir excito-moteur du centre médullaire. Partant de cette donnée généralement admise, nous voulons rechercher quelle est, dans le tétanos succédant à un traumatisme, le rôle de ce dernier vis-à-vis de la lésion fonctionnelle de la moelle.

Au point de vue du traitement local il est deux questions dont l'importance domine toutes les autres :

1° Quel est l'intermédiaire par lequel la blessure détermine du côté de la moelle l'altération fonctionnelle dont nous avons parlé ?

2° Une fois que le tétanos a éclaté, la plaie continue-t-elle à agir sur la moelle d'une manière fâcheuse, partant contribue-t-elle à entretenir la maladie ?

La physiologie expérimentale serait d'une utilité immense pour résoudre ces deux questions, si l'on parvenait à produire facilement le tétanos traumatique chez les animaux. Malheureusement cela n'existe pas.

Ad. Friederich (n° 16, p. 54), avant 1834, avait essayé de produire cette affection chez des chiens, des chats et des lapins, en mettant un nerf à nu, et en l'irritant, à l'aide de ligatures et de tractions répétées pendant plusieurs jours. Ce moyen ne suffisant pas, il ajouta des aspersions d'eau froide pour favoriser le développement de la maladie; ce fut en vain. Cependant il observa chez un lapin un pleurosthotonos à la suite de la destruction lente et complète du globe oculaire. L'animal succomba rapidement.

Depuis longtemps déjà M. Brown-Séquard a fait de nombreux essais qu'il vit réussir une seule fois (communication orale), et encore attribue-t-il le succès purement au hasard et aux circonstances dans lesquelles se trouvaient les animaux. Les sujets de l'expérience se trouvaient, lorsqu'il réussit, dans une chambre carrelée, humide, très-mal nettoyée.

Tout récemment encore, MM. Arloing et Tripier entreprirent sur des grenouilles, des lapins, des chats, des chevaux une série d'expériences :

Toutes échouèrent complétement (n. 32).

On est donc réduit pour expliquer la pathogénie du tétanos à comparer les phénomènes qu'il présente avec ceux des maladies les plus voisines, en appelant à son aide certaines expériences physologiques sur l'interprétation desquelles on est généralement d'accord.

Relativement à notre première proposition, les opinions se groupent d'une manière inégale autour de deux théories principales. La plupart des auteurs admettent que l'action du traumatisme sur le système nerveux se produit par l'intermédiaire des nerfs centripètes (théorie nerveuse).

Les autres acceptent l'idée d'une intoxication, d'une maladie primitive du sang, agissant par la suite sur le centre spinal (théorie humorale).

Benjamin Travers fils le premier mit en avant cette manière de voir; Roser de son côté chercha à faire revivre cette vieille opinion que le tétanos semblable à la rage, devait être regardé comme une maladie primitive du sang. Aujourd'hui, Billroth et Richardson admettent encore la théorie humorale. La plaie, dans la théorie traumatique, serait la porte d'entrée des principes toxiques, qui, transportés par la circulation, iraient agir sur la moelle à la manière de la strychnine.

Ignazio Betoli, un médecin du Brésil, rapporte le fait d'un taureau mort du tétanos consécutif à la castration. Des esclaves chargés de l'enterrer mangèrent de sa viande; trois d'entre eux·prirent le tétanos et deux en moururent. Si des faits nouveaux de ce genre se reproduisaient, on serait bien forcé d'en tenir compte; mais jusque-là on ne peut le regarder, tout au plus, que comme une simple coïncidence.

Les partisans de la théorie humorale sont très-embarrassés pour fournir des preuves en faveur de leur opinion. Billroth l'avoue parfaitement (n° 24, p. 228).

« Je considère, dit-il, cette affection comme une maladie d'intoxication spécifique, sans cependant être en état d'apporter des preuves à l'appui de cette opinion. »

Elles abondent au contraire lorsque l'on cherche à la réfuter. En effet comment admettre un empoisonnement dans les cas où l'apparition du tétanos suit de si près sa cause productrice.

Bardeleben rapporte qu'un nègre, s'étant blessé au pouce avec un fragment de porcelaine, mourut de tétanos un quart d'heure après. Mirbech, dans sa thèse, mentionne le fait suivant (n° 25) : Un enfant américain était en sueur, lorsqu'il reçut de la part de son compagnon de jeu, un verre d'eau très-froide sur la poitrine. Le tétanos se déclara immédiatement, et trois jours après il succombait. Il serait facile de multiplier les objections.

Mais cherchons si l'observation des faits est plus favorable à l'interprétation des névristes; ce sera montrer en même temps toutes les preuves que l'on peut faire valoir contre celle des *humoristes*.

Ces preuves sont tirées :

1° Des conditions étiologiques dans lesquelles se développe la maladie;

2° Des symptômes qui l'accompagnent ;

3° Des lésions anatomiques que l'on y rencontre ;

4° De quelques particularités de son traitement.

1° On remarque tout d'abord que les lésions traumatiques le plus facilement et le plus souvent suivies de tétanos, occupent les régions les plus riches en filets nerveux : ce sont en effet les blessures des mains et des pieds qui ont ce triste privilége.

Le Dᵣ Létiévant (n° 27) a cherché à démontrer que les accidents tétaniques ne se rencontrent peut-être jamais en dehors des conditions dans lesquelles des déchirures, des compressions, des contusions nerveuses sont possibles.

Beaucoup d'auteurs ont attiré avant lui l'attention sur ce point : Friederich (n° 16, page 31) a réuni dans sa thèse plus de 20 cas dans lesquels les blessures ont présenté des lésions de troncs nerveux. D'autres observateurs ont rapporté, depuis, de nouveaux faits de ce genre (n° 24, n° 51, vol. I, 1854).

Les cas dans lesquels le tétanos se développe, sur la fin de la cicatrisation, n'échappent nullement à cette possibilité. Il n'est pas étonnant, qu'avec ses propriétés rétractiles le tissu cicatriciel puisse produire sur les nerfs, des tiraillements et des compressions. Si malgré toute l'attention possible on ne trouve pas toujours de lésion nerveuse appréciable cela peut tenir à ce qu'un plus ou moins grand nombre de filets nerveux, assez petits pour échapper à la vue, ont été atteints. La même excitation a pu être transmise à la moelle, dans ces cas, non plus par un seul filet nerveux, mais par plusieurs.

Cependant un nerf peut devenir le point de départ d'une irritation capable de produire le tétanos sans avoir subi de lésion anatomique. C'est ce que l'on voit lorsque cette maladie est occasionnée uniquement par l'impression du froid. Il n'y a pas eu d'altération anatomique et cependant l'on admet que les nerfs ont encore été la voie par laquelle a cheminé l'impression d'où est résulté le tétanos.

Lorsqu'un blessé est pris d'accidents tétaniques à la suite d'un refroidissement, l'excitation qui se rend à la moelle a pour point de départ les surfaces refroidies d'un côté et la blessure de l'autre. On peut aussi admettre une action directe du froid sur les nerfs de la plaie, servant à augmenter l'influence de cette dernière.

2° Si l'on considère les symptômes de la maladie, ne trouve-t-on pas quelquefois dans le mode de propagation de la douleur et des spasmes, dans l'apparition, la distribution et l'intensité des contractures, des caractères qui rappellent complétement le mécanisme des actions réflexes ?

Dans certaines circonstances les accidents s'annoncent par une douleur de la plaie qui se propage jusqu'à la colonne vertébrale. D'autres fois les accès sont précédés par une recrudescence de la douleur au niveau de la blessure.

Mais cette dernière est souvent d'une indolence remarquable. M. Brown-Séquard (n° 28) démontre qu'il n'est nullement besoin de son intervention pour expliquer les spasmes : ne voyons-nous pas en effet les vers intestinaux produire des convulsions, alors que le ventre n'est pas douloureux ?

Le plus souvent, il est vrai, les spasmes débutent par les mâchoires ; cependant on peut rencontrer un assez grand nombre d'observations dans lesquelles les muscles les plus voisins de la partie lesée ont été atteints tout d'abord ; les contractures s'étendant ensuite progressivement jusqu'aux masséters.

Larrey avait cru remarquer un certain rapport entre le siége des blessures et les différentes distributions des spasmes décrites comme des formes de cette maladie ; mais il ne se trouva pas d'accord avec l'observation générale des faits. Cependant nous devons signaler cette remarque : dans quelques observations de pleurosthotonos que nous avons lues, la plaie affectait toujours la même moitié du corps que les spasmes.

Une particularité qui n'a pas été signalée, et à laquelle M. le professeur Rizzoli, semble accorder une certaine importance, c'est la rigidité plus considérable et plus douloureuse des muscles les plus voisins de la lésion.

3° Les phénomènes anatomiques dont le système nerveux devient le siége, viennent aussi corroborer notre opinion. Du côté de la muelle, le premier phénomène à signaler consiste en une congestion bien différente de celle que produit la strychine car elle est d'abord localisée à certains points de son étendue au lieu d'être générale.

M. Broca (n° 28), dans sept nécropsies de tétaniques qu'il a eu occasion de faire, a constaté un ramollissement de la moelle et, à un état plus avancé, une véritable diffluence offrant l'aspect de fraises qu'on aurait broyées dans du lait.

Ce qu'il y a d'intérressant, c'est la distribution de l'altération : elle occcupait le renflement lombaire ou le renflement cervical, suivant que le traumatisme avait intéressé les membres inférieurs ou les parties supérieures du corps.

Lepelletier de la Sarthe, Wunderlich ont publié des observations dans lesquelles on a pu suivre l'inflammation d'un nerf, depuis la plaie jusqu'à la moelle.

4° Enfin, les cas dans lesquels, par l'ablation de la partie lesée, par la section d'un nerf, par l'extraction d'un corps étranger, on a apporté promptement un changement favorable dans l'état des malades, ne contribuent-ils pas à prouver que les modifications fonctionnelles du centre médullaire sont le résultat d'une excitation nerveuse périphérique ? Telle est la conclusion à laquelle nous sommes conduit par l'examen des causes, des signes, des altérations anatomiques et du traitement du tétanos.

§ II

La seconde question que nous nous sommes proposé d'étudier n'est pas moins importante que la première.

Lorsque le tétanos s'est déclaré, c'est-à-dire lorsque la moelle a été suffisamment influencée pour produire des spasmes, continue-t-elle à recevoir, par l'intermédiaire du nerf correspondant à la blessure, des excitations nouvelles, contribuant puissamment à entretenir la maladie ? En d'autres termes, peut-on avoir l'espoir d'entraver ou de modifier la marche des accidents en interrompant la communication entre la moelle et le point de départ des excitations qu'elle a déjà reçues ?

S'il en est ainsi, il faut chercher à intercepter l'arrivée de

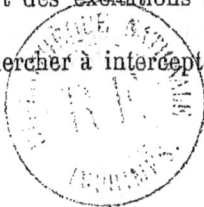

de ces excitations ; si au contraire, après le début des accidents, leur marche ne reçoit plus aucune influence de la plaie, le traitement local n'a plus sa raison d'être.

On serait peut-être conduit à cette manière de voir par l'examen du fait de Mirbeck (n. 25). L'impression dans ce cas a été éminemment passagère, et cependant l'affection a suivi sa marche fatale, malgré l'existence si peu prolongée de là cause. A cela nous répondrons qu'il est loin d'en être toujours ainsi, car le tétanos *a frigore* est en général moins grave et moins rebelle aux diverses modes de traitement que le tétanos traumatique. Cette différence résulte peut-être de la cessation de la cause à un moment donné. Plus rien, de ce côté du moins, n'entrave alors les efforts de la nature vers la guérison, ainsi que l'action des remèdes internes et externes.

D'ailleurs, quand on voit pendant le cours de cette affection, au moment de chaque accès, une douleur se propager de la plaie au reste du membre, puis au tronc et de là aux mâchoires et cette douleur être suivie d'une exacerbation dans les contractures ; quand on voit ces contractures lors des accès commencer par les muscles voisins de la lésion, gagner les parties supérieures du membre, le dos, la nuque et enfin les masséters ; n'a-t-on pas raison de croire que la cause de ces accès réside en grande partie dans l'état local ?

Cette hypothèse est pleinement confirmée par la connaissance des modifications rapides obtenues longtemps après le début des accidents par l'avulsion d'un corps étranger, la cautérisation, l'amputation et la section d'un nerf correspondant à la plaie.

La pathologie comparée apporte aussi son contingent de preuves. M. Brown-Séquard fit cesser subitement les accidents tétaniques, en coupant les nerfs de la patte chez un chien qui en avait été atteint à la suite de l'implantation expérimentale d'un clou dans cette partie du membre.

Ces considérations nous amènent a conclure que l'état local dans certaines circonstances fait persister les accidents tétaniques.

En est-il toujours ainsi ? On ne saurait évidemment le soutenir sans aller contre l'observation des faits : on sait en effet

qu'au bout d'un temps variable et souvent très-court, il peut
se produire dans le centre médullaire des lésions anatomiques
assez profondes pour que les excitations venant de la périphérie
ne puissent plus rien ajouter à la gravité de la maladie.

§ III.

DE L'INTERVENTION CHIRURGICALE EN GÉNÉRAL.

Si les spasmes tétaniques sont commandés par la moelle
lésée dans ses fonctions, et si l'état de ce centre nerveux est
occasionné et entretenu par une irritation spéciale de la blessure, n'est-il pas naturel de chercher à éliminer une cause si
importante et capable de tenir souvent à elle seule, la puis-
sance de tous les remèdes en échec?

Et, d'abord, n'existe-t-il pas des circonstances qui peuvent
faire échouer le traitement local? La moelle devient quelquefois le siége d'altérations anatomiques; des nerfs partant de la
blessure ont été trouvés enflammés depuis cette dernière jusqu'au centre médullaire : on a bien alors le droit de se demander à quoi aboutira dans ces circonstances l'intervention
chirurgicale. — Mais comment être sûr de ne pas faire une
opération complétement inutile? C'est dans le but de lever
cette difficulté que MM. Arloing et Tripiers (n° 32) ont recherché si l'étude de la température ne pourrait pas fournir quelques indices précieux.

Il est hors de doute, car tous les observateurs sont d'accord
sur ce point, que la chaleur du corps est fortement exagérée
par les contractions tétaniques; mais on est allé plus loin :
A. Fick, entre autres, a cherché à démontrer que cette chaleur,
développée dans les muscles par les spasmes, est de là commu-
niquée au sang; et que l'élévation de température constatée
dans le rectum après la mort est due au rétablissement de l'é-
quilibre entre la chaleur des muscles et celle du reste du
corps.

Cependant il n'est nullement prouvé que l'excès de température ait une telle origine : car des cas de tétanos à marche

très-aiguë peuvent se passer sans fièvre (n. 24, p. 942); en outre on note peu ou point de différence thermique avant et après l'accès. Si, alors, les élévations considérables de température étaient liées aux changements anatomiques de la moelle comme le croient MM. Arloing et Tripier, et qu'elles puissent ainsi fournir des données sur la marche et le mode de terminaison du tétanos, l'indication du traitement chirurgical serait singulièrement facilitée.

Pour ces auteurs, tant que la température n'a guère dépassé 38° on n'a pas lieu de craindre une altération profonde des centres nerveux; mais cette donnée si précieuse demande à être contrôlée par de nouveaux observateurs et par un plus grand nombre de faits.

Quoi qu'il en soit, lors même que l'on aurait agi dès le début des accidents et à une époque où les centres nerveux et les nerfs n'étaient pas altérés anatomiquement, c'est-à-dire lors même que l'on aurait opéré dans les meilleures conditions possibles, on ne pourrait s'attendre à voir toujours survenir une diminution prompte dans l'intensité des accidents.

N'avons nous pas vu en effet que le tétanos occasionné par une cause éminemment passagère pouvait suivre cependant une marche rapidement fatale, quoique ce fait ne soit pas la règle? Toutefois ce n'est pas une raison pour faire rejeter les moyens chirurgicaux : car, si les symptômes n'ont pas été améliorés sensiblement, on se sera peut-être opposé à ce que le centre médullaire ne devînt le siège d'altérations irrémédiables.

Parmi ceux qui croient à l'opportunité du traitement chirurgical, quelques-uns ne sont pas loin de penser qu'il faille presque toujours opérer dès le début des accidents; il est assurément plus prudent et plus rationnel, vu l'état de la science et les résultats obtenus jusque-là par les moyens chirurgicaux, de les réserver à certains cas seulement. Mais quels sont les indices qui doivent nous guider dans la recherche des cas où le traitement local doit particulièrement réussir?

On a fait remarquer depuis longtemps que chez un tétanique l'aspect de la plaie changeait, que la suppuration s'arrêtait; mais ces modifications sont plutôt effet que cause, par consé-

quent si l'on s'en occupe, ce ne peut pas être dans le but de
répondre à l'indication causale.

Lorsque chez un blessé on constate que le tétanos a eu lieu
à la suite d'un refroidissement, on peut regarder le froid
comme la véritable cause et le traumatisme seulement comme
une cause prédisposante ; mais existe t-il dans ce fait une con-
tre-indication du traitement local ? Pour M. Brown-Séquard,
il n'en serait pas ainsi : car, selon lui, le froid a porté son action sur les nerfs de la blessure et n'a fait qu'augmenter l'excitation dont elle était déjà le point de départ.

Mais il est utile de rechercher avec soin sur quels signes on
pourra fonder l'indication de l'intervention chirurgicale.

Les considérations que nous avons faites plus haut, l'examen des circonstances dans lesquelles le traitement local a
réussi, nous serviront de base pour cette recherche.

Le siége de la plaie dans une région abondamment pourvue
de nerfs ; la présomption que l'on a de l'existence de corps
étrangers ou d'une lésion mécanique d'un filet nerveux ; des
changements survenus dans la sensibilité de la blessure avant
l'apparition des accidents ; le début de la maladie par des phénomènes du côté des muscles les plus voisins du point lésé ;
plus tard une rigidité plus considérable et plus douloureuse de
ces derniers ; quelquefois une douleur révélée par la pression
sur le trajet d'un nerf voisin de la blessure ; l'apparition de la
douleur au niveau de la blessure comme signal d'un accès ;
le début de ces derniers par l'exagération de la contracture
des muscles du membre lésé : telles sont les principales indications d'après lesquelles se sont guidés la plupart de ceux qui
ont mis en usage les moyens chirurgicaux.

On peut résumer ainsi ces dernières en disant que l'on
devra d'autant plus songer à répondre à l'indication causale
par l'intervention chirurgicale, que l'ensemble des phénomènes auxquels on aura affaire rappellera davantage le mécanisme des *actions réflexes*.

Mais se trouvera-t-on souvent en présence des phénomènes
que nous venons de signaler ? Cette question est importante,
car elle doit limiter, d'après nous, l'application plus ou moins

large qui sera par la suite réservée à l'intervention chirurgicale contre le tétanos.

On pourrait en feuilletant les observations de tétanos en rencontrer un grand nombre dans lesquelles on retrouverait ces indications ; mais ce n'est qu'en étudiant les nouveaux cas qui se présenteront aux observateurs, que l'on pourra prendre une idée exacte de la proportion de ceux où le tétanos traumatique se montre avec quelques-uns des phénomènes que nous avons regardés comme des indications du traitement local.

Quelle est la conduite à tenir dans les cas aigus ou chroniques ; au début des accidents et par la suite ?

Il existe dans la gravité du tétanos des différences énormes suivant que la marche est rapide ou lente, les accidents aigus ou chroniques. L'expérience démontre que la forme aiguë résiste d'une manière plus particulière à toute espèce de traitement ; aussi, sans rejeter les moyens chirurgicaux, on devra agir sans retard, comptant peut-être moins sur eux que si l'on avait affaire à la forme chronique de la maladie.

Il est très-rationnel d'admettre que le traitement local aura d'autant plus d'utilité qu'il sera fait à une époque plus rapprochée du début des accidents ; aussi devra-t-on y avoir recours le plus tôt possible ; mais, comme d'autre part on en a souvent obtenu de bons effets à une époque très-éloignée du début, il ne faudra jamais désespérer de réussir toutes les fois que l'indication paraîtra formelle.

CHAPITRE III.

§ I

QUELLES SONT PARMI LES OPÉRATIONS CHIRURGICALES, CELLES QUI PEUVENT SERVIR A COMBATTRE LE TÉTANOS ?

Comme tous les moyens chirurgicaux proposés contre le tétanos ont pour but à peu près unique de répondre à l'indication causale, il nous paraît naturel de rechercher d'abord s'il n'existe pas une règle de conduite tendant à prévenir les causes de cette redoutable affection avant son développement.

En France, le tétanos se rencontre assez rarement chez les blessés, et les cas se présentent toujours à l'état sporadique ; il en résulte que le traitement rationnel des différents traumatismes est dominé par les indications qui tendent à prévenir des accidents beaucoup plus fréquents ; mais après une bataille dans les pays où cette complication s'observe souvent, lorsqu'un cas de tétanos se présente, il importe au praticien de se tenir sur ses gardes.

C'est alors que se trouvant en présence de fractures compliquées, de plaies avec dilacération des tissus, il verra se poser devant lui d'une façon beaucoup plus pressante la grande question de l'opportunité de l'amputation ; c'est alors qu'il se décidera promptement à la recherche des corps étrangers et des esquilles, qu'il fera le plus tôt possible la résection des pointes osseuses, qu'il ne ménagera pas les incisions dans le but d'opérer les débridements nécessaires.

Un précepte non moins important, c'est d'éviter pendant toutes les opérations l'emploi des procédés capables de produire les déchirures de filets nerveux, et de faire en même temps tous ses efforts pour ne pas comprendre de nerfs dans les ligatures d'artères.

Enfin il est une précaution que l'on ne saurait passer sous silence toutes les fois que l'on parle de la prophylactique du tétanos, c'est d'éviter à tout prix les refroidissements, dont l'influence est bien reconnue. En conséquence il faudra recueillir promptement les blessés ; ne pas les déposer dans les lieux froids et humides, éviter l'impression du froid pendant les opérations et les pansements.

Lorsque l'on verra chez un blessé des phénomènes qui pourraient faire soupçonner l'invasion prochaine des spasmes, le chirurgien, partout où il peut se trouver, devra porter son attention du côté du traumatisme et rechercher si les données prophylactiques dont nous avons parlé ont bien été remplies ; et si la blessure laissait quelque chose à désirer sous ce rapport, il aura soin d'y remédier par tous les moyens qui ne pourraient cependant nuire au malade dans le cas où il se serait trompé.

Arrivé à un moment où les symptômes ne laissent plus de doute sur la nature de la maladie, l'idée du traumatisme sera encore la première préoccupation du praticien, et dans les cas où le malade ne signalerait pas lui-même l'existence d'une blessure, il devra cependant la rechercher avec soin. Après s'être rendu compte de sa nature, de son étendue, de son siége, de la date de son développement, il cherchera la part qu'il devra lui accorder dans la production et la persistance des spasmes.

Pour cela, il aura égard au mode de développement des contractures, à leur distribution, à la manière dont se propage leur exacerbation lors des accès, à la relation qui pourrait exister entre l'apparition de ces derniers et la manifestation d'une douleur au niveau de la plaie. Quand il se sera convaincu qu'il y a tout avantage pour le malade à faire disparaître le foyer d'excitation dont il a reconnu les effets, c'est alors seulement qu'il songera à employer un remède radical pour y réussir.

Nous n'avons pas l'intention de passer en revue toutes les opérations à l'aide desquelles on pourrait réussir à faire disparaître la source des spasmes. Il en est cependant quelques-unes qui méritent l'attention : à cet égard nous rapporterons deux observations empruntées au mémoire du professeur Rizzoli (n° 29).

Dans l'une, le trismus, existant depuis longtemps déjà, disparaît à la suite de l'extraction d'une dent cariée qui lui avait paru être la cause de la maladie; dans l'autre, les spasmes cessent après l'ablation d'un ongle incarné. Il n'y a pas de doute que dans des circonstances analogues il faudrait chercher à imiter la conduite du Dr Rizzoli. Comme ces cas devront d'ailleurs se présenter assez rarement dans la pratique, nous ne nous y arrêterons pas davantage.

Mais il est deux opérations chirurgicales qui peuvent être utilisées beaucoup plus souvent contre le tétanos traumatique et sur lesquelles nous voulons insister plus longuement : nous avons nommé l'ablation de la partie lésée et la névrotomie.

A côté d'elles on peut placer la cautérisation de la plaie par le fer rouge; mais la possibilité de son emploi est beaucoup plus restreinte et son efficacité encore plus douteuse.

Les deux premières reposent sur l'innocuité reconnue, que possèdent au point de vue de la production des accidents tétaniques la section des tissus et des nerfs en particulier, à l'aide des instruments tranchants; et sur le moyen qu'elles procurent d'interrompre les relations de la moelle avec les extrémités nerveuses périphériques aboutissant à la blessure.

Nous verrons plus loin, dans quelle limite elles sont d'accord avec ces deux principes.

Dickson (n° 52, 1866, vol. I, p. 306), pour détruire l'influence du traumatisme, recommande la compression de l'artère correspondante afin d'amener l'insensibilité de la blessure. Il employa lui-même une fois ce procédé pour un tétanos consécutif à l'amputation.

On a également proposé de comprimer non plus l'artère, mais le nerf dans le but d'intercepter l'arrivée des excitations au centre spinal (n° 12, traitement des spasmes second.)

Quoi qu'il en soit, ces deux méthodes n'ont pas été appliquées assez souvent pour qu'on puisse, dans l'état de la science, en discuter la valeur.

OBSERVATION I.

Extraite du mémoire du professeur Rizzoli. Le tétanos paraît céder à la suite de l'extraction d'une dent cariée.

M. Joseph Vignali, âgé de 33 ans, employé public, avait été atteint d'un trismus opiniâtre, bientôt suivi de spasmes tétaniques des muscles postérieurs du cou. Pendant quinze jours, des remèdes de toutes sortes furent tentés sans succès; c'est alors que je fus appelé. Je trouvai les deux masséters fortement contracturés. Le droit était plus douloureux et plus dur que l'autre. La couronne de la troisième molaire inférieure droite était complètement détruite par la carie. La gencive enflammée cachait en partie le collet de la dent. J'appris que l'on avait attribué les spasmes à un courant d'air froid subi pendant quelque temps par le malade, mais que le trismus avait succédé à une douleur violente de la dent cariée. Je proposai d'enlever cette dent; j'y réussis sans difficulté, car l'espace laissé libre par l'érosion de la

couronné me permit d'introduire le crochet de la clef anglaise.
Bientôt il survint du calme, les muscles du cou d'abord, puis ceux de
la mâchoire, perdirent de leur rigidité, puis la douleur et les phénomènes tétaniques cessèrent complétement.

OBSERVATION II.

Extraite du mémoire du professeur Rizzoli. Ongle incarné déjà ancien; abla-tion de l'ongle; guérison.

Louis Barilli, cultivateur, fut atteint d'un tétanos très-grave. On
ne prit d'abord aucun soin de lui et bientôt on le crut complétement
perdu. Cependant le docteur Boldrini avait employé inutilement les
remèdes les plus énergiques, lorsque je fus mandé. Il s'agissait d'un
tétanos complet : les muscles étaient d'une rigidité de fer, la sensibilité
au toucher rendait toute exploration manuelle très pénible. La maladie
datait de trois jours. J'observai au gros orteil droit, un ongle incarné
que le malade portait impunément depuis longtemps.

J'appris que les contractions avaient débuté par le membre droit :
cela me fit croire que l'ongle incarné était la cause du tétanos. J'en
proposai l'ablation avec d'autant plus d'assurance que l'état désespéré
du malade autorisait à tenter ce dernier effort.

Peu après l'extirpation, du calme se produisit, la rigidité muscu-
laire diminua dans le membre. A l'aide d'un traitement sédatif très-
simple, et plutôt hygiénique que thérapique, le tétanos déjà si avancé
céda en quelques jours.

§ II.

DE L'AMPUTATION DE LA PARTIE BLESSÉE DANS LE BUT DE FAIRE CESSER LES ACCIDENTS TÉTANIQUES.

Les premiers qui firent l'ablation de la partie lésée pendant
le cours du tétanos, dans le but de le faire cesser, n'en-
levèrent que des parties peu importantes. A l'époque où Trnka
écrivait son traité, Monro, Harisson, J. White et Plenck
n'avaient amputé que des doigts ou des orteils. Bien que
Delaroche eût déjà proposé l'amputation de l'avant-bras dans
un cas de tétanos, pendant longtemps encore on n'étendit
pas cette pratique à des segments considérables des membres.

Il faut arriver jusqu'à Valenlin et à Larrey pour voir faire dans ce cas l'ablation d'un membre entier.

Cette méthode, appuyée par un praticien d'une aussi grande autorité que l'illustre chirurgien des armées, fut rapidement vulgarisée. C'est pourquoi un assez grand nombre de ces opérations furent pratiquées dans les premières années de notre siècle. Alors les insuccès firent naître des partisans de l'abstention dans la cas où Larrey recommandait l'amputation. Cependant l'opinion réservée de Richeter et de Bell passa inaperçue; ces derniers repoussent l'amputation toutes les fois que l'ablation d'un doigt ou d'un orteil est insuffisante. On sembla perdre de vue l'exemple de Monro, Harisson, White et Plenck.

En effet lorsque Sabatier, Dupuytren, Samuel Cooper repoussèrent la manière de voir de Larrey, ils avaient surtout en vue les grandes amputations, ou du moins les faits sur lesquels ils s'appuyaient, c'est-à-dire les insuccès avaient surtout été éprouvés à la suite de ces derniers.

Si de nos jours la plupart des chirurgiens, en France, n'admettent dans aucun cas l'amputation pendant le cours du tétanos, on pourrait peut-être l'attribuer à ce que l'on ne s'est pas assez demandé si certaines d'entre elles n'échappaient pas aux reproches dirigés contre toutes indistinctement et si les résultats obtenus à la suite des petites amputations ne méritaient pas quelque considération.

Pour apprécier d'une manière convenable la valeur de l'amputation faite dans le cours du tétanos, il faut donc nécessairement établir une distinction. En conséquence nous passerons en revue les principaux arguments que l'on a fournis pour et surtout contre les amputations en général, puis nous rechercherons dans quelle mesure ils peuvent s'appliquer aux grandes et aux petites.

Parmi ceux qui reconnaissent l'utilité de l'amputation, il en est qui la recommandent dans tous les cas où il croient voir dans la blessure une cause importante de la persistance des accidents tétaniques, quelle que soit du reste la gravité de la lésion considérée en elle-même; les autres ne l'admettent qu'autant qu'elle procure en même temps l'avantage de mettre le malade à l'abri d'une série d'accidents survenant d'ordinaire à la suite des grands traumatismes et faisant à eux seuls courir de grands dangers aux blessés.

Les premiers allèguent que les blessures suivies de tétanos sont la plupart du temps le siége d'une irritation spéciale, provenant de diverses causes comme des déchirures, des contusions, des compressions de nerfs, comme la présence de corps étrangers, etc., ou d'autres conditions inappréciables, inconnues, et dont on ne pourra par conséquent avoir raison qu'en enlevant en totalité la partie malade.

Les seconds ne se contentent pas de cet argument dont ils ne nient pas la valeur.

Quand la gravité de la blessure rend l'opération inévitable, sous peine d'exposer le malade pendant toute la durée du tétanos aux accidents consécutifs aux grandes lésions des os, des articulations et des parties molles, ils craignent que le patient, étant parvenu à échapper à la première des complications, n'ait de grandes chances de succomber à la suite des secondes. Si en outre ils prévoient qu'ils seront probablement conduits à pratiquer l'ablation du membre après la disparition des accidents tétaniques, ils préfèrent amputer de suite pour empêcher la réapparition possible des spasmes après ce nouveau traumatisme.

Voyons maintenant les raisons pour lesquelles on repousse l'amputation :

Ceux qui ont observé le tétanos dans le cas où cette redoutable affection, envahissant tout le système nerveux, acquiert rapidement un caractère d'universalité, ont pu détourner leur attention du lieu de son origine et perdre ainsi l'espérance d'en triompher en l'attaquant sur un point isolé. Mais, s'il est des cas où la marche et l'intensité des symptômes n'empruntent rien, après le début, à leur cause première, on ne pourrait soutenir qu'il en soit toujours de même, et nous croyons que les spasmes ont quelquefois cédé comme par enchantement quand l'on a eu le bonheur de faire cesser la cause qui les entretenait.

On a objecté que l'amputation produisait dans l'organisme un ébranlement nuisible à la guérison du tétanos ; car, dans certains cas, les symptômes ont paru s'accroître à la suite de l'opération.

Sans user de la réponse de ceux qui ont regardé cet ébranlement comme étant peut-être favorable à la disparition des accidents tétaniques, nous devons attirer l'attention sur la différence de son intensité et de son importance suivant les différents cas.

Sous ce rapport l'ablation d'un doigt ou d'un orteil échappe en grande partie à l'influence de l'ébranlement dont s'accompagnent toutes les grandes opérations chirurgicales.

Mais on peut se demander comment une opération, qui amène quelquefois à sa suite le tétanos, puisse être proposée pour le guérir. Pour répondre à cette question, il suffit d'examiner les statistiques. En effet nous voyons dans le tableau de M. Poland (voir son travail, vol. 1, page 607) (n° 19) que le tétanos n'a été observé qu'une seule fois à la suite de 1342 grandes et petites opérations faites à Guy's Hospital, tandis que, sur 398 cas de fractures compliquées et de 594 cas de blessures de toutes sortes, il y eut 18 cas de tétanos.

Nous avons de notre côté recherché quelles étaient, parmi les opérations chirurgicales faites à l'aide du bistouri, celles qui occasionnaient le plus souvent la complication tétanique.

Sur 32 cas nous avons trouvé le tétanos :

A la suite d'amputation de jambe et de cuisse . .	10 fois.
A la suite d'amputation de bras, de désarticulation de l'épaule et du coude.	10 fois.
A la suite de l'ablation de deux doigts en même temps	2 fois.
A la suite de l'ablation d'un orteil.	1 fois.
A la suite de l'extirpation de tumeurs diverses . .	6 fois.
A la suite de la phlébotomie	2 fois.
A la suite de ventouses scarifiées	1 fois.

On sait que l'ovariotomie a déjà été plusieurs fois suivie de tétanos.

Malgré l'insuffisance de ce relevé, ne pourrait-on pas cependant en conclure qu'il n'est peut-être aucune opération faite à l'aide d'instruments tranchants, qui soit incapable d'amener à sa suite les accidents tétaniques?

On est également tenté de croire que les grandes opérations chirurgicales déterminent plus facilement cette affection que les petites. Enfin, si l'on compte la proportion des succès et des insuccès observés à la suite des diverses amputations pratiquées dans le cours des spasmes, on apercevra aussi une différence entre le nombre des succès obtenus à l'aide des unes et des autres. (*Voir notre tableau.*)

Des considérations auxquelles nous venons de nous livrer, il résulte que la plupart des arguments dirigés contre l'emploi de l'amputation s'adressent d'une façon beaucoup plus directe aux grandes opérations ; aussi ne regarderons-nous pas ces dernières comme devant être proposées pour guérir le tétanos. Le chirurgien devra seulement les entreprendre s'il juge qu'elles présentent quelquefois l'avantage d'augmenter les chances de salut de son malade.

Relativement aux petites amputations, elles doivent échapper en grande partie aux reproches adressés aux amputations en général; nous restreindrons donc à elles seules la conclusion que Larrey avait posée à l'égard de l'ablation d'un membre tout entier.(voy. p. 8).

Il existe, nous le savons, peu de chirurgiens qui partagent cette manière de voir, les uns parce qu'ils repoussent l'intervention chirurgicale dans le cours du tétanos, les autres parce qu'ils trouvent dans la névrotomie un moyen beaucoup plus sûr, permettant de conserver la partie lesée, avec l'espoir de lui restituer dans la suite toutes ses fonctions.

Cependant nous avons entendu affirmer par M. le professeur Verneuil qu'il n'hésiterait pas à pratiquer la désarticulation d'un doigt dans le cas où les symptômes tétaniques lui paraîtraient tenir à une lésion limitée à cette partie du corps.

OBSERVATION III.

EXTRAIT DU MÉMOIRE DU PROFESSEUR RIZZOLI.

Fracture comminutive de la jambe, tétanos, désarticulation du
genou. — Guérison rapide des accidents tétaniques. — Complication
du côté du membre amputé; mort.

Le 29 août 1849, entrait à l'hôpital provincial le nommé Samoggia
(Angelo), âgé de 14 ans. A la suite d'une chute il s'était fait une fracture comminutive au tiers moyen de la jambe droite avec déchirure
de la peau et des parties molles. L'interne de garde réduisit la fracture
et appliqua un bandage de Scultet. Pendant la nuit des spasmes
tétaniques se firent sentir dans le membre lésé; ils augmentèrent
rapidement de violence et s'étendirent au tronc, menaçant sérieuse-
ment la vie du malade.

Dès le lendemain matin, je fus conduit auprès du malheureux. Je
vis bientôt que la lésion réclamait l'amputation, mais fallait-il opérer
malgré la complication qui était survenue?

Comme les puissants remèdes qui avaient été administrés, avaient
échoué, et que les spasmes allaient toujours en augmentant, en-
couragé d'autre part par plusieurs succès obtenus dans des circonstances analogues, je crus devoir tenter cette opération comme moyen
extrême.

J'avais à choisir entre l'amputation de la jambe à sa partie su-
périeure et la désarticulation du genou; je donnai la préférence à
cette dernière, parce que sans inciser de grosses masses musculaires
je pouvais enlever rapidement la jambe et réunir les lambeaux
sur une surface lisse comme celle de l'extrémité inférieure du
fémur.

Je pratiquai la désarticulation suivant le procédé de Velpeau. L'opération fut bien tolérée, et les spasmes diminuèrent, puis disparurent
complétement après quelques heures.

Les premiers jours de l'opération, tout paraissait se passer d'une
manière satisfaisante, mais bientôt l'inflammation envahit le tissu
cellulaire qui entoure le cul-de-sac de la synoviale du genou, puis
s'étendant en haut, il se forma dans la cuisse et jusqu'au niveau de la
fesse de vastes collections purulentes qui entraînèrent la mort du pau-
vre garçon.

La préférence que le professeur Rizzoli accorda à la désarticulation du genou n'a pas amené, comme on le voit, un résultat heureux ; nous croyons cependant qu'au point de vue du tétanos elle était en effet préférable à l'amputation de la jambe ; nous ferons remarquer en même temps que l'ablation d'un doigt ou d'un orteil se pratique à l'aide d'une désarticulation et que pour cette raison on ne pourra lui faire le même reproche qu'à une autre amputation dans laquelle on est obligé de scier un os et de laisser au milieu des chairs un corps dur et rugueux.

§ III

DE LA NÉVROTOMIE COMME MOYEN CURATIF DU TÉTANOS.

L'idée de couper le nerf correspondant à la blessure qui a été suivie d'accidents tétaniques, est déjà très-ancienne. On commença d'abord par rechercher les branches nerveuses dans la plaie et l'on s'efforça de les atteindre par des incisions et des débridements lorsqu'on ne pouvait les apercevoir. Mais nous ne voulons nous arrêter ici qu'aux cas où la section du nerf a été pratiquée au-dessus de le blessure.

Dans ce but, certains auteurs se sont bornés à pratiquer une incision perpendiculaire à la direction de la branche nerveuse qu'ils voulaient atteindre. Il est évident que l'on peut quelquefois par ce moyen arriver au même résultat qu'en mettant le nerf à nu pour le sectionner. Il est même des cas où ce procédé peut faire éviter la section du nerf dans un lieu beaucoup plus élevé et épargner au malade une partie des inconvénients qui résultent de la névrotomie. Les observations IV et IX en sont des exemples frappants. Cependant l'on ne saurait présenter ce procédé comme un moyen sûr pour interrompre les communications nerveuses de la blessure avec le centre médullaire.

Parmi ceux qui ont pratiqué la névrotomie dans le sens rigoureux du mot, nous devons citer en première ligne Murray. Nous avons placé dans notre tableau une observation où il fit lui-même cette opération.

Cel. Froriep ne regardait pas la névrotomie faite dans ces conditions comme suffisante, parce qu'il croyait que la communication nerveuse pouvait se rétablir très-promptement et avant la cessation du tétanos, c'est pourquoi il recommande de réséquer une petite portion du nerf après l'avoir coupé.

M. Brown-Séquard regarde aussi comme utile de pratiquer une petite résection du nerf, mais dans un but tout différent : celui de se servir de la portion réséquée, afin d'y rechercher, à l'aide du microscope, si le tronc nerveux que l'on a atteint n'est pas le siége d'une altération anatomique comme les observations de Lepelletier de la Sarthe et de Vunderlich en ont montré la possibilité. Dans ce cas, il faudrait pratiquer la névrotomie dans un lieu plus rapproché du centre, afin de se mettre à l'abri de cette complication.

Mais par la section d'un seul nerf, on ne peut se flatter d'atteindre toutes les communications nerveuses de la plaie avec la moelle quand elle offre une certaine étendue. C'est pour cette raison que MM. Arloing et Tripier proposent la section de tous les nerfs du membre (n. 32).

Avant l'apparition de leur travail, on avait déjà marché dans cette voie :

A la fin de décembre 1868, on avait fait, à l'Hôtel-Dieu de Lyon, une triple névrotomie, du cubital, du médian et du radial. A la fiu d'octobre 1869, une opération analague fut pratiquée dans le même hôpital. Le tétanos avait succédé à une plaie contuse de la jambe. On sectionna les nerfs sciatiques poplité externe, crural et fémoro-cutané.

Maunder à l'hôpital de Londres, M. Ollier à Lyon, firent chacun, il y a quelques mois, dans un cas de tétanos, la névrotomie du médian, du radial et du cubital.

Voici cette dernière telle que M. Ollier l'a rapportée à la Société médicale de Lyon (n. 34).

Le malade qui en fut l'objet était atteint de plaie, par arme à feu, de la région palmaire. Ces plaies étaient presque complétement cicatrisées quand, malgré le conseil de son médecin, le malade voulut sortir et ne tarda pas à être affecté de trismus. Quand je fus appelé à le voir, avec M. le Dr Poullet, le trismus datait de cinq jours ; mais il n'y avait pas d'autres muscles contracturés, nous nous bornâmes pendant trois à quatre jours à l'usage de l'opium et du bromure de potassium. Des contractures s'étant manifestées dans l'avant-bras, le bras et le cou, je proposai la section nerveuse, qui fut acceptée. Comme la plaie principale était placée dans la sphère d'action du médian, je sectionnai ce nerf au milieu du bras. Les contractions diminuèrent notablement. Quelques heures après, je fis la section du cubital, à laquelle succéda un calme presque complet.

Je fus néanmoins obligé de sectionner le radial pour que toute contracture disparût. Après cette section le calme fut complet, mais le trismus persista au même degré.

La température, qui n'avait pas été prise le jour de la section, était le lendemain et le surlendemain de 38° 1/10.

Malgré l'amélioration obtenue, je ne fus pas complétement rassuré à cause de la persistance du trismus.

Quatre jours après l'opération, la température s'éleva, et sans que le trismus eût augmenté, le malade fut pris de délire et mourut au cinquième jour.

Dans ce cas les sections nerveuses ont rendu un immense service; grâce à elles, le malade a pu dormir; mais malgré cela, la marche du tétanos n'a pas été enrayée. Peut-on en accuser une névrotomie incomplète? Il ne restait plus à sectionner que le brachial cutané interne et le musculo-cutané, et il fallait supposer que les filets que ces nerfs envoient jusqu'au niveau du poignet pouvaient fournir un point de départ au tétanos.

Maintenant que nous avons vu jusqu'où ont été conduits ceux qui ont reconnu dans la névrotomie un moyen utile pour remédier aux accidents tétaniques, nous devons étudier quels peuvent être les avantages et les inconvénients de cette opération.

On ne peut évidemment faire à la névrotomie les mêmes reproches qu'à l'amputation. On n'a pas en effet de raison pour croire que la section pure et simple d'un tronc nerveux à l'aide d'un instrument tranchant soit capable de provoquer ou d'augmenter à elle seule les symptômes de la maladie que l'on veut combattre. A la suite des amputations on a une surface de section d'une étendue considérable qui n'est jamais recouverte d'une manière bien exacte pas les lambeaux. L'extrémité de l'os représente un corps dur, plus ou moins rugueux, qui irrite les chairs; on ne saurait soutenir que la section de l'os à l'aide de la scie ne puisse dilacérer les nerfs du périoste et de la moelle; en outre les ligatures d'artères de tout calibre exposent toujours le chirurgien à saisir avec elles des filets nerveux de différentes grosseurs.

Rien de tout cela ne se présente avec la névrotomie : une incision à l'endroit précis où se trouve le nerf permet de l'atteindre directement ; ses deux bouts sectionnés à l'aide de ciseaux très-tranchants sont abandonnés dans sa gaîne ; puis les deux lèvres de l'incision sont affrontées de la manière la plus exacte.

Le seul inconvénient de cette opération considérée en elle-même c'est d'entraîner des paralysies plus ou moins étendues ; et cela doit surtout être considéré dans le cas où l'on se déterminerait à couper plusieurs troncs nerveux d'un membre. Il faut noter à côté de cela qu'on ne sait pas, dans ce cas surtout, avec quelle rapidité le membre ainsi privé de ses fonctions doit les recouvrer. On peut voir dans l'observation VIII, rapportée par Dr le Létiévant, de Lyon, qu'à la suite d'une section du nerf médian la motilité et la sensibilité de la main étaient neuf mois après l'opération dans le même état que pendant le premier mois. Les muscles n'eurent reprisleur activité, leur volume, leur rôle et la sensibilité n'eut retrouvé sa perfection que le dix-neuvième mois de l'opération.

Serait-on en droit d'espérer un semblable résultat après une névrotomie multiple?

Si maintenant l'on songe que se trouvant en présence d'une contusion ou d'une fracture compliquée du médius, on pourrait être obligé, pour suivre en tout point les recommandations de MM. Aloing et Tripier, de couper le médian, le radial et le cubital, on est en droit de se demander s'il n'y aurait pas avantage pour le malade à enlever immédiatement ce doigt, si toutefois cette opération pouvait conduire au même but.

Mais cherchons jusqu'où l'on peut aller avec cette idée de priver complétement la blessure de ses relations nerveuses avec les centres. Plus cette dernière se rapprochera de la racine du membre, plus il faudra multiplier les sections de nerfs : pour un traumatisme du poignet il y a déjà cinq troncs nerveux à couper. Pour peu que la blessure soit plus rapprochée de la racine du membre, on sera obligé d'y renoncer par impossibilité et sous peine de laisser au malade un membre qu'il préférerait plus tard ne plus avoir.

Cependant il suffit de consulter les enseignements fournis par les névrotomies déjà pratiquées dans les tétanos pour s'apercevoir qu'il n'est pas toujours nécessaire, tant s'en faut, de couper tous les nerfs du segment blessé afin de faire cesser les spasmes.

Puisque la névrotomie totale offre tant d'inconvénients, on devra donc faire tous ses efforts pour choisir, suivant les cas, le nerf qu'il conviendra d'attaquer le premier. S'il existait une douleur très-vive, on pourrait se laisser guider par elle et tenter une seconde névrotomie dans le cas où la première n'aurait amené aucun résultat.

Mais il faut toujours éviter de multiplier les sections, car on ne sait pas quelles peuvent en être les suites, au point de vue de la motilité et de la sensibilité, au point de vue de la guérison du traumatisme.

Somme toute, on ne peut guère songer à utiliser la névrotomie dans le tétanos que pour les cas où le traumatisme est peu considérable, et assez éloigné de la racine du membre.

Il faut cependant faire une exception pour le cas où il serait possible, comme nous le verrons (obs. VI), de reconnaître d'une manière évidente celui qui parmi les autres nerfs transmet à la moelle l'irritation pernicieuse.

On peut déjà prévoir que sans sortir de ces limites, la névrotomie sera capable de rendre des services dans bien des circonstances où nous regardons l'amputation comme une opération très discutable.

Cependant cette dernière pourrait peut-être présenter un avantage nullement à dédaigner : celui d'abréger considérablement le temps pendant lequel le malade sera incapable de se servir de son membre.

Nous ne reviendrons pas sur les indications de la névrotomie : nous les avons signalées en parlant de l'intervention chirurgicale en général; mais il en est une que nous devons signaler avant de terminer, parce qu'elle appartient à elle seule; quand on la rencontrera elle sera un indice certain de l'utilité de la névrotomie qu'on devra alors pratiquer avant tout autre traitement.

Si en examinant l'état de la sensibilité au niveau des nerfs, on constate, soit par la pression, soit autrement, une douleur sur le trajet de l'un d'eux, ou bien si en agissant sur un tronc nerveux voisin de la plaie on détermine une vive douleur dans la blessure d'une part et de l'autre une exacerbation des spasmes, n'hésitons pas à couper ce nerf assez haut, afin d'éviter la possibilité de le trouver enflammé au point où on l'atteindra.

Malheureusement on ne sait pas du tout si l'on trouvera souvent, par la suite, cet indice précieux; car jusque-là, il n'a presque jamais été recherché. C'est pourquoi il est très-important que l'attention des observateurs soit attirée sur la possibilité de son existence, afin qu'ils n'oublient jamais de diriger leur recherches en conséquence.

OBSERVATION IV.

Extrait du mémoire du professeur Rizzoli. Piqûre de la deuxième phalange del'index; pleurosothonos; incision transversale au-dessus de la blessure; guérison.

Une dame, du nom de Figallo, était atteinte de spasmes tétaniques qui affectaient tout le côté gauche; cette forme qu'on appelle pleurosthotonos.

Elle ne connaissait aucune cause qui pût l'avoir provoquée. Malgré les soins empressés du docteur Faccioli, le mal n'avait fait que s'accroître. Appelé auprès de cette malade, je constatai que les muscles thoraciques, du côté gauche, étaient douloureux et très-rigides. En touchant la main gauche, je réveillai une douleur très-forte; eu cherchant, j'aperçus sur la deuxième phalange de l'index, un petit point noirâtre, où cette dame s'était piquée très-superficiellement, du reste, quelques jours auparavant et sans qu'il en fût résulté une douleur très-grande. Je songeai que cette lésion, quoique peu importante, pouvait cependant être la cause du tétanos; c'est pourquoi je voulus interrompre la communication des extrémités nerveuses atteintes avec les nerfs moteurs. Je pratiquai à une petite distance du point noir, une incision transversale comprenant toute l'épaisseur du tégument. La rigidité et la sensibilité si grandes de la main, diminuèrent à la suite de cette incision, et d'heure en heure le tétanos se dissipa sans autre remède. Les jours suivants l'incision se guérit à l'aide d'un pansement simple.

OBSERVATION V.

Extrait du mémoire du professeur Rizzoli. Plaie du cou-de-pied; tétanos; section du nerf saphène. Guérison.

Appelé auprès de Louis Galiani, âgé de 50 ans, paysan, je constatai un tétanos général très-grave qui datait de cinq jours déjà. La rigidité des muscles n'avait pas diminué, malgré les soins habiles et les remèdes énergiques du docteur Bruschetti. Les douleurs étaient continuelles, et l'on avait jugé que la mort était inévitable.

En explorant le malade, j'observai au cou-de-pied droit, sur sa face interne, une excoriation datant d'un certain temps; elle avait été le siége d'inflammation et de suppuration ; mais tout cela avait cessé, elle était devenue insensible et semblait marcher régulièrement vers la cicatrisation.

Mais, comme le membre lésé était plus rigide et le siége d'une sensibilité plus grande au toucher, je proposai la section du grand nerf saphène près de la lésion; malheureusement le médecin ne fut pas de mon avis, et l'on continua le même traitement.

Galiani, toujours de plus en plus mal, me fit appeler une seconde fois, et comme le docteur Bruschetti avait désespéré de sauver la vie de son malade, il accepta, cette fois, la section du nerf qui, si elle était inutile, ne pouvait aggraver l'état du patient.

Après la section, les souffrances diminuèrent sensiblement. La nuit fut assez bonne. Le lendemain dans la matinée les symptômes s'amendèrent encore; l'opéré dormit un peu et reprit courage. Rien d'extraordinaire ne se passa dans la plaie, et petit à petit et en peu de jours la guérison du tétanos fut complète.

OBSERVATION VI.

Extrait du British medical journal, juillet 1863. Fracture compliquée de la jambe; tétanos; section du nerf saphène; guérison. — L'opération a été faite par Wood.

Le 14 décembre 1859, par un temps très-froid, un homme vigou-reux, âgé de 30 ans, d'habitudes modérées, tomba d'une hauteur de 3 mètres. Il y eut fracture de la jambe droite avec issue des fragments à travers la peau ; il ne fut pansé qu'après être resté une heure sur le sol. Le tibia et le péroné étaient brisés; l'on dut extraire quelques fragments.

Le 16. Mal de gorge dû, d'après le malade, au froid qu'il aurait éprouvé avant d'être pansé.

Le 17. Douleurs du cou et dans les dents.

Le 18. M. Vood le trouva, le cou et la tête renversée en arrière, les mâchoires serrées; il avait des attaques de spasme de temps en temps; 10 centigrammes de chlorhydrate de morphine.

Le 19. Les spasmes ont continué, occlusion des mâchoires, sensation d'engourdissement dans l'autre jambe. On est obligé de remédier au déplacement des fragments que les convulsions ont produit. Purgatif, 5 centigrammes d'opium toutes les heures.

Le 20. Le spasme est revenu; le malade, extrêmement alarmé, frémit dès qu'on approche de sa jambe, et même lorsqu'on marche dans la chambre. M. Vood voyant l'inutilité de l'opium (des applications opiacées avaient aussi été faites) se demande si, en coupant le nerf dont les rameaux étaient irrités par les fragments, on ne pourrait pas espérer mettre fin à ces graves symptômes. Soupçonnant, vu le siége de la lésion, que le saphène était le nerf compromis, il pressa le long du crural antérieur très-douloureux, jusqu'à ce que, arrivant à toucher la branche interne du saphène, le malade s'écria : la douleur répond à ma plaie. Sûr d'être dans la bonne voie M. Vood divisa alors en travers ce tronc nerveux ; à ce moment le patient s'écria qu'il ressentait quelque chose dans la plaie, ainsi qu'à l'extrémité des orteils.

L'opium fut continué à haute dose. Depuis l'opération aucun spasme ne reparut, si ce n'est le cinquième jour un tressaillement causé par quelque rêve.

Tout d'ailleurs marcha favorablement, et la guérison fut peu à peu complète.

OBSERVATION VII.

Extrait du *British medical journal*, 10 octobre 1863. Blessure du pouce gauche; tétanos; section du nerf médian au-dessus du ligament annulaire; guérison.

Un jeune Brahmine de 22 ans, entra à l'hôpital le 3 novembre 1862; il avait été une semaine auparavant, blessé à la base du pouce de la main gauche, par des éclats de bambous, qui se brisèrent et restèrent logés dans l'éminence thénar. Bientôt la suppuration accompagnée d'une douleur vive se manifesta.

Pendant les trois jours qui précédèrent son admission, le malade avait pu fermer les doigts de la main blessée; mais, quand il voulait les étendre, le pouce et les trois doigts qui reçoivent leurs nerfs du médian se contractaient et se tordaient d'une manière spasmodique. Pas de spasmes dans le bras, mais douleur à l'épaule gauche, et trismus incomplet permettant encore l'introduction entre les dents d'un manche de couteau. M. Fayrer fait une incision à la paume de la main et enlève un éclat de bois de la longueur d'un pouce.

Lavement purgatif, potion avec 2 grains d'opium.

Le lendemain, 4 novembre, continuation des contractures dans la main, contractions spasmodiques fréquentes dans le dos, et rigidité de la mâchoire; le plus léger attouchement amène des contractures dans le bras, le dos et la mâchoire.

Potion avec teinture de chanvre indien et chloroforme; lavement purgatif, cataplasmes laudanisés sur la main. Ablation d'un autre éclat de bambou.

Comme ces fragments se trouvaient implantés juste à l'endroit où le nerf médian se divise en rameaux digitaux, le chirurgien fait chloroformer le malade et divise le médian au-dessus du ligament annulaire. Il n'y a pas de résultats obtenus sur le moment; mais, six heures après, les doigts sont un peu engourdis, la main et le bras douloureux, et les contractures ont diminué de fréquence et d'intensité.

Le 5 novembre, la rigidité du cou et des mâchoires a disparu. Les contractions du bras et de la main persistent, mais avec moins de violence et de durée.

Le chanvre indien, l'opium et le chloroforme sont continués jusqu'au 9 novembre. Le 12, ouverture d'un nouvel abcès de la main et ablation d'un troisième éclat de bambou; cessation des contractures. Les doigts restent encore fléchis, mais avec moins de rigidité; cet état persiste quelque temps après la disparition des contractures. A sa sortie de l'hôpital, le 20 novembre, le malade pouvait étendre les doigts sans trop de peine, et commençait à en recouvrer l'usage.

§ IV

DE L'EMPLOI DES CAUTÉRISATIONS DANS LE BUT DE MODIFIER LA
PLAIE QUI A ENGENDRÉ LE TTANOS.

La cautérisation par le fer rouge semble avoir été employée
depuis les temps anciens contre l'affection qui nous occupe ;
nous avons également vu cette pratique à l'état d'ébauche chez
certains individus du Brésil. Mais c'est sans aucun doute
Larrey qui le premier sut en faire une application rationnelle
au traitement du tétanos : c'est-à-dire dans le but de détruire,
dans une plaie, les extrémités nerveuses irritées, dilacérées,
contuses. Les résultats qu'il en obtint lui furent assez souvent favorables pour qu'il fît un grand cas de ce moyen.
D'autres auteurs en retirèrent également de bons effets.

Cependant il est difficile de préciser les cas où elle devra
être employée. Larrey en usait largement sur le moignon des
amputés qui avaient été atteints de tétanos. Il se proposait de
détruire par ce moyen les extrémités nerveuses qui auraient pu
se trouver comprises dans une ligature. Valentin l'employait
contre les blessures par instruments piquants.

On pourrait peut-être l'utiliser pour certaines plaies de
peu d'étendue, superficielles, et situées dans une région où
l'on ne pourrait recourir à la section d'un nerf ; dans ce cas encore il faudrait que l'on eût des raisons suffisantes pour
croire que la persistance des spasmes soit liée à l'état de la
plaie. Il ne serait pas difficile de citer des observations dans
lesquelles la cautérisation a paru être la principale cause
de la guérison des accidents tétaniques ; Valentin, Larrey et
d'autres auteurs ont rapporté de ces faits.

Quoi qu'il en soit, on devra être très-sobre de ce moyen :
car il est aussi prouvé qu'il a pu déterminer les spasmes : le
Dr Rousilhe, de Castelnaudary, rapporte des cas de ce genre
(n° 20, 1844, p. 12) ; Mirbeck dans sa thèse (n° 25) en signale
un exemple très intéressant :

Le tétanos succéda à une cautérisation par le fer rouge, très-
peu étendue en surface, pratiquée pour une névralgie intercos-
tale au niveau d'un point douloureux très-intense, qui existait
près et en dehors de l'épine dorsale.

N° de l'obs.	AUTEURS et provenance des observations.	NOMS et sexe des malades.	AGE.	TRAUMATISMES.	SYMPTÔMES	TRAITEMENT.	TARDIVETÉ ou précocité de l'opér.	Les sympt. s'aggr., continuent ou dimin. apr. l'op.	RÉSULTAT définitif
1	Rizzoli, n° 29.	Jos. Vignali	33	Carie de la 3e molaire inför. droite.	Trismus opist.	L'absence de couronne permet l'introd. de la clef et d'extraire la dent.	Après 13 j.	Dimin.	Guérison
2	Rizzoli, n° 29.	Louis Barelli		Ongle incarné du gros orteil droit.	Tétanos	Ablation de l'ongle.	Après 8 j.	Dimin.	Guér.
3	Rizzoli. Voy. plus bas, obs. 48.								

NÉVROTOMIE.

4	Rizzoli , n° 29.	Mme Figallo.		Piq. de la face palm. de la 2e phal. de l'index gauche.	Pleuro- sth. g.	Incision transvers. un peu au-dessus de la piqûre.		Dimin.	Guér.
5	Rizzoli , n° 29.	Louis Galiani.	80	Excoriat. en voie de cicatris. à la face int. du cou-de-pied.	Tét. gén.	Section du grand nerf saphène.	Tard.	Dimin.	Guér.
6	Wood, n°.36. Juill. 1863, p. 5 ; n° 20, 1863, p. 519.	Homme.	30	Fract. de jambe dr. Issue des fragm.	Tét.	Morphine, purgat. Section de la branche interne du nerf saphène.	3 j. après.	Dimin. rap.	Guér.
7	Faycer, n°.36, p.49.	Un brahmine.	22	Bless. de la base du pouce par des éclats de bambou.	Tét.	Purgat. op. Chanvre ind. Chlorof. Sect. du nerf méd. au-d. ss. du ligam. annul.	2 j. après.	Dimin. rap.	Guér.
8	Leslie, Arc. de méd., 1833, p. 413, t. II.	Guill. Pile, of- fic. de mar.	13	Enfoncement d'un clou entre le 1er et le 2e métatarsien.	Trism.	Section du nerf tibial post. en arrière de la malléole int.	Préc.	Dimin. rap.	Guér.
9	Gaz. méd. de Paris, 23 mars 1860, p. 226.	Femme.	44	Enfoncem. d'un éclat de bois sous l'ongle du pouce droit.	Trism., tét.,	Ablat. de l'ongle. Incision jusqu'à l'os entre la racin de l'ongle et la 1re arti- culat. du pouce.	Préc.	Dimin. rap.	Guér.
10	Lélievant, n° 26, p. 7.	Jos. Gaillard.	26	Plaie de la face ant. du pouce et de l'index.	Tétan. opist.	Injection d'atrop. Sect. du nerf médian au-dessus du coude.	8 j. après.	Dimin.	Guér.
11	Murray, Lond. med. Gaz., XII, 15.		40	Fracture du tibia avec vaste plaie.	Trism.	Section du nerf saph. Opium. Tabac. Cautérisat.			Mort.
12	1868, n° 34, p. 83.	J.-M.Philibert	46	Ecrasem. de la main. Amput. des 1er, 2e et 3e doigts avec une part. des métac. corresp.	Spasm. tét.	Section du médian à 2 cent. au-dessus du ligam. annul., du radial et du cubi- tal à l'avant-bras.	2 j. après.		Mort.

13	1869, n°.34, p. 84.	Homme.	29	Plaie contuse, largeur d'une pièce de 1 fr. ; face antéro- ext. du genou droit.	Trism. T.40° à15	Incisions. Sect. du nerf crural au pli de l'aine, du poplité ext. dans le creux po- plité, du nerf inguinal ext. près de l é- pine iliaque antéro-sup.	Préc.		Mort.
14	Maunder, n° 32, 4 déc. 1869, p. 788.	Homme.		Blessure de l'index, du mé- dius et de l'annulaire.	Tét.	Sect. du méd., du radial et du cubi- tal, juste au-dessus du coude.		Sans dimin.	Mort. r
15	Ollier, n° 34.	Homme.		Plaie par arme à feu de la région palm.	Trism.	Sect. du méd. au milieu du bras puis du cubital et du radial.	Après 5 j.	Dimin.	Mort.
b.	M. Gayet, 21 février 1870, n° 34, p. 179.	Ouvrier dans une scierie.		Une scie circul. produit une incision entre le pouce et l'in- dex. Le méd. et l'index pré- sentent chacun une plaie.	Trism.	Sect. dans l'aisselle des nerfs médian, radial, cubital, cutané interne. On ne peut atteindre le musculo cutané.	Opération le 2e j.	Le trism. ne dimin. pas.	Mort en

PETITES AMPUTATIONS.

16	Harisson, 1749, n° 2, jan 38.	Elisabeth Fox.	23	Dilac. de la 1re phal. de l'ann. dr., amput. de cette phal.	Tét.	Ablat. du doigt entier.	Tard.	Dim.	Guér.
17	Ch. White 1759, n°2.	Homme.	20	Pet. plaie communiq. avec l'art. de la 2e avec la 3e phalange du 4e doigt droit.	Trism., tét. gén.	Camph., opium, amput., extrac. d'un corps étranger.	42 j. après.	Sans dim.	Guér.
18	Monro, n° 2.	Militaire.		Blessure du doigt.	Trism.	Amput. du doigt.	Tr. préc.	Dim.	Guér.
19	Plenk, n° 2.	Homme.		Blessure du gr. orteil dr. par une balle.	Trism.	Opium, amput. de l'orl.	11 j. après.	Dim.	Guér.
20	J. Becker de Por- thland, n° 3, n° 39.	Homme.		Ecras. du gr. orteil.	Trism.	Amput. de l'orteil.	1 j. après.	Dim. rap.	Guér.
21	Alex., Gaz. méd. Lond. II, 141.	H. S.		Blessure de l'index par un morceau d'étain.	Empros.	Amput. de l'index, tabac, op. saignée.	Très-préc.	Dim. rap.	Guér. en d'heures
22	Herget, 1820, n° 37.	N. N. hom.	54	Coupure du petit doigt dr.	Trism.	Mercu., musc., op., camphre, amput. du petit doigt.	9 j. après.		Guér.
23	Buys, 1836, n° 20, 1812, p. 308.	Soldat.	23	Pet. plaie transv. à la face palm. du pouce dr.	Taism.	Op., saignée, amput. du pouce.	14 j. après.	Dim. rap.	Guér.
24	Aborle de Riedlin- gen, Gazette méd. 1844, p. 611.	Fr. Steble hys- térique.	20	Pet. éclat de bois, intr. sous l'ong. du méd., trajet doul. le long du nerf correspond.	Trismus rig. gén.	Tabac, saignée, morph., camph. E. de laurier cer. Amputation du médius.	60 j. après.	Dim. rap.	Guér.
25	Miller, Jour. de con- naiss. méd. chir., 1847, 2e sem. p. 83.	E. D. j. fille.	7	Blessure du médius.	Trism., tét.	Amput. au niveau de l'art. méta-carpo- phalangienne.	Préc.	Sans dim.	Guér. lent

Nº de l'obs.	AUTEURS et provenance des observations.	NOMS et sexe des malades.	AGE.	TRAUMATISMES.	SYMPTÔMES.	TRAITEMENT.	TARDIVETÉ ou précocité de l'opér.	Les sympt. s'aggr., continuent ou dim. apr. l'op.	RÉSULTAT définitif.
26	Erdman, 1817. n° 37, LVI, 4, p. 112.	Paysan.	30	Contusion du pied, gangr.	Trism.	Op., amp. du gr. orteil.	Préc.		Mort 1 j. ap.
27	Funck, n° 40, p. 33.	Anna Ament.	19	Enfoncement d'un fragm. de bois dans la 2e phalange de l'annulaire gauche.	Trism.	Désarticulat. du doigt.	Préc.		Mort 3 j. ap.
28	Hopit. de Glascow., 18.0, n° 18, octo- bre 1853.	W. F. hom.	17	Blessure d'un doigt, gangr. consécutive.	Tét.	Calomel, sangsues, vésic., amput. du doigt, purg., acét. de morphine.	Préc.		Mort ap. 3 j.
29	Hopit. de Glascow. 1849, n° 18 octo- bre 1853.	W. H. hom.	29	Gangr. d'un doigt à la suite d'une blessure.	Tét.	Amp. du doigt, chlorof., sulf. de zinc, op. vésic.	Préc.		Mort ap. 3
30	Hopit. de Glascow, 1854, n° 18, octob. 1853.	J. H. hom.	25	Bless. du premier doigt gauche	Tét.	Amput. du doigt, chlorof. purg., op.	Préc.		Mort 1 1/2 j. après.
31	The lancet 1844, 337.	H. P. p. garç.	8	Contus. d'un orteil.	Tét.	Amput. de l'art. purg., sangsues, merc.	Préc.		Mort en 5 j.
32	Sharpin, n° 51, 1854 vol. 4, p. 463.	Adolphe Ford.	4	Blessure de l'index, gangr. consécutive.	Trism. tét.	Amp. du doigt à l'art. méta-carpo pha- langienne.	3 j. après.	Sans dim.	Guér. lente.

GRANDES AMPUTATIONS.

Nº de l'obs.	AUTEURS et provenance des observations.	NOMS et sexe des malades.	AGE.	TRAUMATISMES.	SYMPTÔMES.	TRAITEMENT.	TARDIVETÉ ou précocité de l'opér.	Les sympt. s'aggr., continuent ou dim. apr. l'op.	RÉSULTAT définitif.
33	Martin, 1811, n° 44, p. 15.	Gab. Romero.	28	Un coup de feu fracasse l'art. tibio-tarsienne.	Trism.	Amput. de jambe , ong. mercu. op. bains chauds, saignées.	Très-préc.	Aggr.	Guér.
34	Observé à Briviesca (Espagne,) 1808, n° 41, p. 11.	Homme.		Blessé.	Tét.	Amp. de jambe.	Préc.	Contin.	Mort rap.
35	Observé à Briviesca Espagne) 1808 , n° 41, p. 11.	Homme.		Blessé.	Tét.	Amp. de jambe.	Préc.	Contin.	Mort rap.
36	Ploche, 1811, n° 42.	Colonel.	30	Plaie, perte de subst. esquil. au niveau de la face int. du genoux, ouvert de l'art.	Trism.	Amp. de la cuisse.	Préc.	Syncope, dim. rap.	Guér.
37	Larrey, n° 1, t. vi, p. 168.	Militaire.		Bless. du pied.	Tét.	Amp. de la jambe	Préc.		Guéri rap.
38	Larrey, 1798, n° 4, t. 1, p. 127.	Lieut. Boni- chon.		Bless. du pied dr. coup de feu.	Tét.	Amp. opium.			Guér.
39	Dupuytren , n° 7 , p. 640.	J. homme.		Fracture de jambes issue des frag. esquil.	Trism.	Amp. de la jambe.	Préc.	Contin.	Mort.
40	Wayte, n° 43.	Rob. Filing.	8	Brûl. profonde de la main dr.	Tét.	Amp., purgat.			Guér.
41	Howship, n° 46, xxii.	W. Taylor.	25	Blessure de l'artic. du coude par une baile.	Tét.	Amp. du bras.	3 j. après.		Guér.
42	Vagner, n° 44, 1828, p. 461.	Brand (soldat)		Blessure de jambe, coup de feu, 1815.	Trism.	Amp.			Guér.
43	Swan, n° 45.	Rich. Burton.	37	Bless. du pied par un clou.	Tét.	Terebenth. op. mercu. amp.			Mort.
44	Wedemeyer, n° 46, xxii, 420.	J. Kelby.		Fract. compliquée de jambe.	Tét.	Merc., amput. de la jambe.	Préc.		Mort.
45	Wedemoyer, n° 47, Bd. vi, p. 217.	Hom. robuste.	49	Contusion au niveau de la malléole, fracture.	Trism.	Amput., tabac, onguent, mercure.	Préc.		Mort.
46	Liston, n° 49.	William B.	14	Blessure de la main.	Tét.	Amp., opium. mercure.			Mort.
47	J. Roux, 1848, n° 21.	Gauthier Joac.	23	Fract. du péro. droit luxat. du pied, plaie au niveau de la malléole interne.	Tét. trism.	Chloroforme, amput. de la jambe.	Préc.	Lég. dim.	Mort.
48	Rizzoli, n° 29.	Samoggia An- gelo.	14	Fract. comminutive au tiers moyen de la jambe, déchi- rure de la peau.	Trism. tét.	Désarticulation du genou.	Après 2 j.	Dimin., guéri du tét.	Mort 17 j. ap. l'op.
49	Lesaive, V, 1813, n° 50.	Albertini.	25	Fract. de l'humérus par un biscaïen. Dégats énormes.	Tét.	Amput. du bras dans sa continuité.	6 j. après.	Peu de dim.	Guérison 34 j. après.
50	Larrey, n° 5. p. 130.	Militaire.		Blessure du pied par un coup de feu.	Tét. aigu.	Amp.	Préc.	Dim. et cessa. des accid.	Refroid. mort.
51	Larrey, n° 5, p. 130.	Militaire.		Coup de f. dans l'art. du coude.	Tét.	Amput. du bras.	Préc.	Dim.	Mort 3 j. ap. 1 op.
52	Hopit. de Glascow., 1814, n° 18, octo- bre 1853.	F. C. femme.	17	Gangr. spont. des pieds et des jambes.	Tét.	Amput. de jambe, opium.			Mort en 2 j.
53	Larrys, Mém. 1, 205.	M. B. homme.		Blessure par arme à feu du pied gauche.	Tét.	Amput.			Guér.
54	Edimburg , méd and. surg. J. xvii, 412.	M. M. G. hom.	22	Bless. du coude, coup de feu.	Tét.	Amput.			Guér.
55	Améri. J. xvii, 208.	J. H. homme.		Luxat. compliq. de l'artic. tibio-tarsienne.	Tét.	Amput., chlorof.			Mort en 4 j.
56	N° 51, 1860. vol. 2 p. 35.	J. homme.	14	Bless. de la main par arme à feu.	Tét.	Amput. au-dessus du poignet.	Préc.	Dim.	Guéri rap.

Il serait peu rationnel de présenter ce tableau comme une statistique comparable à celles qui permettent d'étudier la valeur d'un ou plusieurs agents thérapeutiques employés contre une maladie. Aussi n'avons-nous pas pensé qu'il soit suffisant pour en tirer des conclusions bien rigoureuses en faveur de l'intervention chirurgicale contre le tétanos traumatique.

Ce tableau, tel qu'il est, renferme, nous n'essayons pas de le dissimuler, plusieurs défauts importants : 1° d'abord on y trouve trop peu de détails sur les modifications résultant des opérations; 2° nous n'avons pu y placer un grand nombre d'insuccès que les auteurs n'ont fait que mentionner, ou qu'ils n'ont pas signalés du tout; 3° enfin ne doit-on tenir aucun compte des médications employées concurremment, et auxquelles il revient peut-être une certaine part dans les succès.

Les névrotomies que nous avons rapportées peuvent être divisées en deux catégories, suivant qu'elles sont simples ou multiples. Ces dernières n'ont jusque-là été suivies d'aucune guérison.

Les secondes nous paraissent avoir amené sept fois un changement favorable dans les accidents qui se sont terminés par une guérison définitive. Mais il est juste de dire qu'il n'existe pas à notre connaissance qu'un seul insuccès, celui de l'observation II. A celui-ci, nous pourrions en ajouter d'autres : Jackson (n° 52, vol. I, 1854) fit deux fois la section du nerf tibial postérieur pour des blessures du pied. Dans un cas, elle ne procura aucun soulagement; dans l'autre, le malade fut emporté par le choléra. John Erischen (n° 52, 1859, p. 207) pratiqua également sans succès la section du nerf cutané interne pour une blessure du dos de la main.

Les inconvénients sont encore plus considérables si l'on examine le tableau des amputations. Que de fois, en effet, l'ablation de la partie lésée a été faite sans qu'on ait publié aucun détail sur les résultats. Il est vrai de dire que l'on trouve également, dans les auteurs, des cas d'amputation avec succès, qu'on ne peut faire entrer dans aucune statistique à cause de l'absence de détails; mais les insuccès y sont en bien plus

grand nombre. Nous ne voulons en donner qu'un exemple :
Un élève du professeur Marjolin (thèse de Danga sur le tétanos, 1836, Paris) rapporte le fait suivant : A un de ses cours,
le professeur avait avoué, à propos des complications des
plaies, cinq ou six insuccès éprouvés à la suite d'amputations
faites dans le but de guérir le tétanos. Cependant, et l'auteur
insiste sur ce point, Marjolin, après cela, ne se montrait pas
un très-grand ennemi de l'intervention chirurgicale.

Quoi qu'il en soit, nous croyons que les faits consignés
dans notre tableau sont suffisants pour attirer l'attention sur la
valeur de l'intervention chirurgicale contre le tétanos ; et pour
fixer l'esprit du lecteur, en comparant les différents résultats
des petites amputations avec ceux des grandes, sur la propriété
curative relativement beaucoup plus efficace des premières.

CONCLUSIONS

1° Les spasmes tétaniques sont le résultat d'une exagération du pouvoir excito-moteur de la moelle;

2° L'état pathologique de cet organe est occasionné et entretenu par une irritation spéciale, provenant de la blessure, et transmise par les nerfs;

3° L'emploi des moyens chirurgicaux, avec les réserves que nous avons faites, découle naturellement de nos premières conclusions;

4° L'amputation ne sera pour nous un moyen de traitement, que si l'on se borne aux désarticulations de doigts ou d'orteils;

5° Multiplier le moins possible les névrotomies;

6° La section d'un nerf n'est bien nettement indiquée, qu'avec les particularités de la sensibilité que nous avons indiquées.

INDICATIONS BIBLIOGRAPHIQUES.

1. Arétée. Des signes, des causes, et de la cure des maladies aiguës et chroniques. Traduction de M. L. Renaud. in-8°.

2. Trnka de Kr'zowitz. Commentarius de tetano. Vindobonæ, 1777, in-8°, page 452. Vulnerum tractandorum ratio.

3. Valentin. Coup d'œil sur les différents modes de traiter le tétanos en Amérique. Paris, 1811, in-8°.

4. Larrey. Mémoires de chirurgie militaire et campagnes, 4 volumes. Paris, 1812-1817, in-8°, t. I, pag. 213 et 240; t. III, t. IV, passim.

5. Larrey. Clinique chirurgicale, 1829.

6. Sabatier. Mémoire sur le serrement convulsif des mâchoires, inséré parmi ceux de l'Institut de France, t. I, page 207.

7. Dupuytren. Leçons orales de clinique chirurgicale, t. II, Paris, 1834, in-8°.

8. Samuel Cooper, Handbuch der Chirurgie. Viemar, 1821 (article Tétanos).

9. Bérard et Denonvilliers. Compendium de chirurgie, (article Tétanos).

10. Sédillot. Médecine opératoire.

11. Nélaton. Eléments de pathologie externe, vol. I.

12. Follin. Traité élément. de pathologie externe, vol. I.

13. Curling-Blizard. A treatise on tetanos. London, 1836.

14. Boyer. Traité des maladies chirurgicales, t. I.

15. Mémoire de Curling. Analyse dans les Archives de médecine, 1838.

16. Ad. Sigism. Frederich. De tétano traumatico. Dissertatio inauguralis. (Berolini, 1837.)

17. Colles. On traumatic spasms; Dublin quarterly journal, February 1852.

18. A. Lawrie. Clinical notes, statistics of tetanus. (The Glasgow medical journal. N° 3, october 1853; n° 4, January 1854.)

19. A system of surgery by various authors, edited by Holmes, volume III, page 880.

20. Gazette des hôpitaux.

21. Jules Roux. De l'amputation et de l'éthérisme dans le tétanos traumatique. (Union médicale, 1848, page 336.)

22. Funch. London medical repository, novembre 1823.

23. Guthrie. London medical and physical journal, décembre 1830.

24. Billroth. Eléments de pathologie chirurgicale générale; traduction par Culmann et Sengel, page 426.

25. Mirbeck. Thèse de Strasbourg 1862. Du tétanos chez l'adulte.

26 Létiévant. Phénomènes physiologiques et pathologiques consécutifs à la section des nerfs du bras. Extrait du Lyon médical, 1869.

27. Létiévant. Névrotomie dans le tétanos traumatique. Lyon médical, numéros des 8 et 22 mai 1870.

28. Brown Séquard, Broca. Discussion sur le tétanos, à la Société impériale de chirurgie; séance du 6 avril 1870.

29. Prof Commend. Francesco Rizzoli memoria; Disarticolazione di gamba al ginocchio per tetano traumatico e novo processo d'amputazione della coscia con lembo rotuliano. Bologna, 1870.

30. Vunderlich. Archiv der Heilkunde 1863.

31. Lockhart Clarke. The Lancet 1864; Medical Times, 1865. London medical and surgical transaction, vol. XLVIII.

32. MM. Arloing et Tripier. Archives de physiologie, 1870, page 247. Recherches expérimentales et cliniques sur la pathogénie et le traitement du tétanos.

33. Murat. Thèse de Paris (1816, n° 232). Du tétanos traumatique.

34. Journal Lyon médical, mai 1870.

35. British medical journal.

36. Boulay. Thèse de Paris, 1866.

37. Hufeland's Journal der pract. Heilkunde, t. LIII, st. 4.

38. Med. obs. and inquir., t. I, p. 50.

30. Medical repository and review of New-York, t. X, page 237.

40. Die Rüchenmarksentzentzündung. Bamberg, 1819.
      2e aufl. Bamb., 1825.

41. Martin. Tétanos traumatique, thèse de Paris, 1816.

42. Pélissier. Du tétanos traumatique, thèse de Paris, 1814.

43. Edinburgh Medical and surg. transaction, t. XVII, pages 349 et 394.

44. Horn u. Vagner, Archive für med. Erfahrung.
45. Swan. On tetanus, 82.
46. London medical and physical journal.
47. Rust. Magasin für gesammte Heilkunde.
48. Dupuytren, Verletzungen durch.
49. Edinburgh med. surgical journal, t. XXI, p. 292.
50. Lesaive. Du tétanos des adultes. Thèse de Paris, 1815.
51. Medical Times.
52. The Lancet.

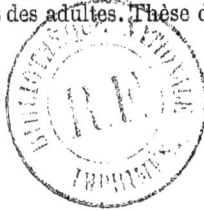

Paris. A. Parent, imprimeur de la Faculté de Médecine, rue Mr-le-Prince, 31.

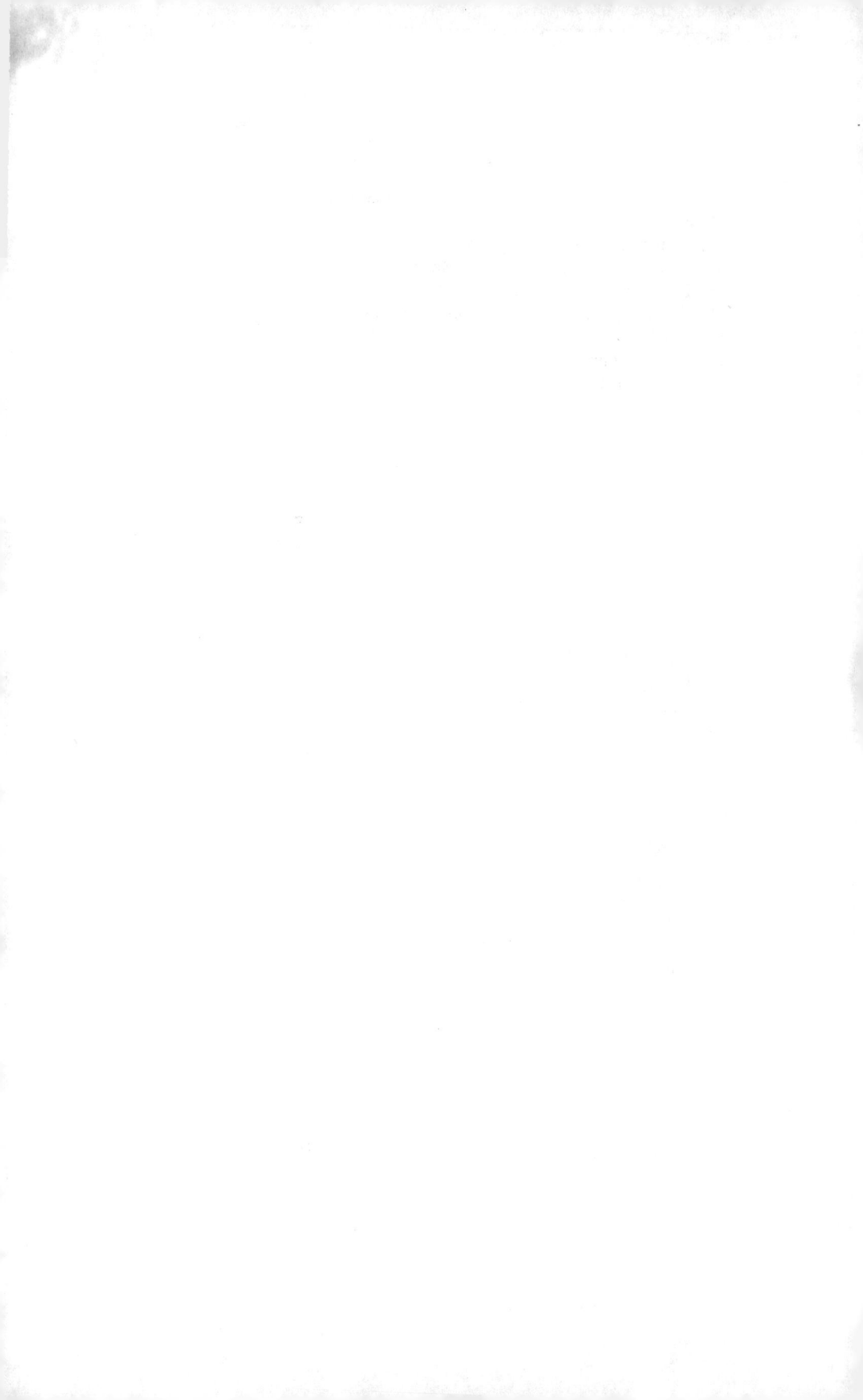

www.ingramcontent.com/pod-product-compliance
Lightning Source LLC
Chambersburg PA
CBHW071351200326
41520CB00013B/3186